HYDROLOGIE MÉDICALE

DE

L'ÉTABLISSEMENT THERMAL

DE

LA PRESTE (Pyrénées-Orientales).

HYDROLOGIE MÉDICALE

DE

L'ÉTABLISSEMENT THERMAL

DE LA PRESTE

(PYRÉNÉES-ORIENTALES),

PAR

P.-J.-F. AUBERGE,

DOCTEUR EN MÉDECINE, ANCIEN MÉDECIN PRINCIPAL DES ARMÉES ET EN CHEF DE L'HOPITAL MILITAIRE DE BÔNE (ALGÉRIE), OFFICIER DE LA LÉGION-D'HONNEUR, MEMBRE DE LA SOCIÉTÉ DES SCIENCES PHYSIQUES, CHIMIQUES ET ARTS AGRICOLES ET INDUSTRIELS DE FRANCE, DE LA SOCIÉTÉ AGRICOLE, SCIENTIFIQUE ET LITTÉRAIRE DES PYRÉNÉES-ORIENTALES, AUTEUR DE PLUSIEURS OUVRAGES, ETC.

O fons Prestæ
Ad te clamaverunt patres nostri,
In te speraverunt et salvi facti sunt.

PERPIGNAN,

Chez Mlle ANTOINETTE TASTU, imprimeur de la Préfecture.

1861.

A LA MÉMOIRE

DE MON PÈRE,

DOCTEUR EN MÉDECINE,

CHIRURGIEN EN CHEF DE L'HÔPITAL MILITAIRE DE BITCHE (MOSELLE),

CHEVALIER DE LA LÉGION-D'HONNEUR.

A LA MÉMOIRE

DE MA MÈRE.

Souvenir pieux de mon éternelle affection !

A LA SOCIÉTÉ

AGRICOLE, SCIENTIFIQUE ET LITTÉRAIRE

DES

PYRÉNÉES-ORIENTALES.

Puisse le fruit de mon travail être utile à l'humanité et à mon pays natal.

FRANÇOIS AUBERGE.

PROLÉGOMÈNES.

De l'action thérapeutique des eaux minérales en général.

Les eaux qui ont une température égale ou à peu près à celle du corps humain sont appelées eaux thermales (calidœ ou calentes). Elles sont considérées comme tempérantes, sédatives, hyposthénisantes et réussissent merveilleusement pour combattre les affections nerveuses ; mais, à une température plus élevée, les eaux thermales produisent en général une excitation franche d'après les faits les mieux observés.

M. Fontan dit à cet égard :

« Je me chargerais de calmer la susceptibilité
» nerveuse d'une petite maîtresse avec un bain d'eau
» de la grotte de Bagnères-de-Luchon, appliqué à
» 32° ou 33° centig., et d'exciter un Hercule avec
» la source de La Preste ou celle du Pré, à Caute-
» rets, à la température de 44° à 47°. »

Ces eaux se rencontrent sur la surface du globe à une température très-élevée. Ainsi, en Egypte, le duc de Raguse en a vu qui marquaient 88° ou 90° centigrade, et le célèbre botaniste Louiche Desfontaines découvrit à Bône (Algérie), à la fin du 18e siècle, une source qui porte encore son nom et qui présente 96° centigrade.

Le degré de chaleur des eaux est en raison directe de la profondeur. L'eau minérale n'a que de 10° centigrade à la surface du sol, et jusqu'à 30 mètres de profondeur cette température ne change pas. Il faut donc faire abstraction et des 10 premiers degrés de chaleur et des 30 premiers mètres de profondeur.

L'eau souterraine acquiert autant de degrés centigrade (terme moyen) que son trajet dans le sol compte de fois 30 mètres. Commençant donc par 10 degrés de chaleur et de 30 mètres en profondeur : si l'eau marque 20°, c'est qu'elle vient d'une profondeur de 330 mètres ; 30°, de 630 mètres ; 40°, de 930 mètres ; 50°, de 1230 mètres (1).

La source de Bône qui marque 96° doit provenir d'une profondeur de 2610 mètres, d'après ces principes de saine théorie.

Les eaux minérales séjournent dans la terre et s'y trouvent dans un très-intime contact avec la plupart

(1) Isidore Bourdon, *Hydrologie Médicale des eaux minérales de l'Europe*, 1860.

des substances salines et métalliques qui constituent le sol, et renferment elles-mêmes, pour ainsi dire, un extrait de tous les éléments de ce sol. Il en est d'elles comme du sang à l'égard du corps humain; le sang contient par extrait tous les éléments dont se composent les organes. Tout subsiste à l'état d'atomes dans les unes comme dans l'autre; et si l'on n'y constate que certains éléments, c'est que la chimie est encore impuissante à les retrouver tous. A mesure que se perfectionne la science des réactifs, on découvre quelque substance nouvelle jusqu'alors introuvée.

On ne rencontrait autrefois que des principes sulfureux, de l'acide carbonique, des sels à base de soude, de magnésie et de chaux, du fer, de la silice, etc.; mais dans ces derniers temps on y a découvert un certain nombre de principes, tels que l'iode, le brome, la strontiane, le nickel, l'acide crénique et d'autres. Mais ce qui est plus digne d'intérêt, c'est que M. Alphonse Dupasquier, chimiste de Lyon, dont on déplore la perte, au moyen d'un instrument aussi simple qu'ingénieux, est parvenu à mesurer sans analyse quelle quantité de principes sulfureux contient une eau minérale; que l'acide sulfhydrique soit libre ou à l'état de sel, le sulfhydromètre en désigne aussitôt la dose.

Depuis la découverte de l'appareil de Marsh, on a trouvé de l'arséniate de chaux dans les eaux minérales. Dans celles d'Hamman-Mez-Khoutin, près de

Ghelma (arrondissement de Bône, Algérie), M. Tripier fut le premier qui y découvrit de l'arséniate de chaux. Depuis lors, MM. O. Henry, Walchner, A. Chevalier et Gobley surtout, Caventou et d'autres ont retrouvé de l'arsenic dans une multitude de sources en France et en Allemagne.

Il est utile de constater que Thenard a postérieurement rendus plus positives en fixant les doses de l'arsenic et en fixant ses combinaisons.

. . . .

Les eaux sulfureuses des Pyrénées sont presque toutes thermales, abondantes, voisines des plus hautes montagnes ; elles sont pour la plupart limpides, incolores, d'une saveur fade et nauséeuse, et presque inodores, ne laissant dégager une odeur hydro-sulfureuse qu'après avoir subi le contact de l'air qui les décompose. Elles sont très-douces au toucher et contiennent en suspension des flocons blanchâtres d'une matière comme animale, qui a reçu les noms de *Glairine* (Anglada) ou de *Barégine* (Longchamps). Elles renferment pour principes essentiels du sulfure de soude, différents sels à base de soude et de magnésie et du gaz azote.

La matière d'apparence gélatineuse qui se dépose dans certaines sources des Pyrénées-Orientales, auprès du point d'émergence des sources, dans les conduits que parcourent les eaux sulfureuses ou dans leurs réservoirs, soit par petites couches, soit en filaments sur les objets qu'elle rencontre, était regardée par les anciens comme une matière graisseuse de la nature du soufre. Elle a été désignée alternativement sous le nom de végéto-animale, de matière bitumineuse, d'extractif minéralisé et de Barégine dans les eaux de Baréges. Elle est plus généralement connue et appelée sous le nom de Glairine, dénomination qui lui a été donnée par le célèbre Anglada, de Montpellier.

Cette substance, dont la couleur varie, dit-on, d'après la quantité de soufre que l'eau thermale contient, et aussi d'après le degré de température de cette eau, est le sujet des recherches scientifiques les plus sérieuses par les plus célèbres chimistes de nos jours. Ainsi, en parcourant les travaux de Campardon, Richard Poumier, Raulin, Fourcroy, Salaignac, Dispan, Magnes, etc., on trouve que les recherches de ces chimistes ont porté assez souvent sur la substance organique qui se trouve dans le résidu de l'évaporation des eaux ; mais toutes les recherches qui ont été faites antérieurement à celles d'Anglada laissaient beaucoup à désirer, parce que leurs auteurs n'ont pas toujours suffisamment distingué la matière dissoute de celle qui est déposée par l'eau ou suspendue dans ce liquide.

Il appartenait donc à Anglada de répandre sur cette importante question de précieuses découvertes, en fixant l'opinion des savants que les divergences des auteurs rendaient obscure. Il a présenté cette matière organique, commune aux eaux sulfureuses, comme un composé azotifère, chimiquement analogue, par sa nature, aux substances animales ou végéto-animales.

Cet habile chimiste a retrouvé la même matière parmi les produits de l'évaporation des eaux thermales sulfureuses des Pyrénées-Orientales ; mais il a reconnu que celles de La Preste étaient plus chargées de cette substance glaireuse que les autres.

Des recherches scientifiques, fort curieuses sur cette matière organique des eaux thermales des Pyrénées, ont également été faites par des chimistes très-distingués, ainsi que sur la composition de ces eaux. Je citerai, entre autres, MM. Turpin, Fontan, Bouis fils, Robiquet, Boulay, O. Henry, Aubergier, Gintrac, Roux, Blondeau, François, Soubies et E. Filhol.

Il résulte des analyses de M. Bouis fils que la glairine pure, non organisée, contient en moyenne 8 p. °/₀ d'azote, tandis que dans les matières animales dites protéiques cette proportion est de 16 p. °/₀. Ce chimiste si recommandable ajoute qu'à mesure que la glairine s'organise sous l'influence des agents extérieurs pour se transformer en sulfuraire, la proportion d'azote diminue.

Quoi qu'il en soit, en admettant que la composition de cette substance soit de nature azotée, que par les analyses chimiques cette substance donne lieu à une production d'ammoniaque et que la quantité de ce produit soit d'autant plus grande que la source est plus sulfureuse, toujours est-il qu'on est encore bien peu avancé aujourd'hui, sur la part d'action qui lui revient dans les eaux sulfureuses naturelles des Pyrénées.

J'abandonne donc cette question aux nouvelles recherches scientifiques des célèbres chimistes que je viens de citer, en conservant l'espoir que le résultat évident que ces recherches pourront fournir à la science deviendra un puissant auxiliaire pour la médecine..............................

....

Les eaux thermales ne sont ordinairement employées que pour combattre des affections chroniques; si l'on considère leur manière d'agir, on voit que toutes se ressemblent, en ce sens qu'elles modifient la vitalité de nos organes et qu'elles agissent sur l'ensemble de l'économie. Théophile Bordeu allait jusqu'à s'en servir pour combattre certaines maladies aigües.

Ces eaux favorisent l'accomplissement de toutes les fonctions, et souvent la guérison d'une maladie locale est beaucoup moins la conséquence de l'action directe des eaux sur la partie malade que du surcroît d'activité qu'elles ont imprimée à l'économie tout entière. M. Durand-Fardel s'exprime ainsi : « L'organisme

» souffre de deux manières dans le cours d'une maladie chronique; d'abord, parce que la solidarité qui unit entre eux tous les organes et toutes les fonctions fait que la perversion ou l'abolition des fonctions d'un organe ne peut manquer de se faire sentir sur tous les autres. Le trouble général de l'organisme dans ces sortes de maladies consiste dans un état d'amoindrissement des forces et d'affaiblissement des fonctions qui domine parfois l'appareil morbide tout entier. »

« M. Patissier, qui est une autorité dans les études hydrologiques, expose que les eaux thermales agissent principalement sur deux vastes surfaces : sur la muqueuse gastro-intestinale et sur tout l'appareil tégumentaire ; elles excitent ces deux membranes, qui, à leur tour, réagissent sur les autres organes liés avec elles par de nombreuses sympathies, activent leurs fonctions et modifient leur vitalité; elles produisent dans l'économie une transmutation intime; elles retrempent, en quelque sorte, le corps malade. »

Les eaux thermales ont donc le précieux avantage de ne pas agir seulement sur la partie malade, mais de modifier avantageusement toutes les fonctions, et spécialement celles qui s'opèrent sur les surfaces digestives et cutanées.

Il n'est pas rare de voir, sous l'influence de ces eaux, les affections chroniques revêtir momentanément quelques-uns des caractères de l'état aigu, et disparaître ensuite avec plus de facilité.

Il y a dans les eaux thermales sulfureuses, sous quelque forme qu'on en fasse usage, d'abord le premier effet, causé par le contact bienfaisant d'un liquide chaud; il y a ensuite un effet plus profond et plus durable, effet comme dynamique et vraiment physiologique, qui provient des principes virtuels du liquide thermal ou plutôt minéral. Il y a encore à ne pas perdre de vue l'effet consécutif qui ne manque jamais de se produire au fur et à mesure que se dissipera l'excitation générale due au traitement thermal lui-même.

Ainsi, l'effet salutaire des eaux thermales n'est pas toujours immédiat; il arrive souvent qu'il se produit avec lenteur et que la guérison n'est complète que long-temps après qu'on en a cessé l'emploi. Toute maladie purement locale pourra être promptement modifiée par leur usage; mais une maladie qui affecte le corps tout entier ou même une maladie locale qui est sous la dépendance d'un dérangement de l'ensemble des fonctions ne céderont qu'après le retour de ces dernières à l'état normal, et ce retour s'effectue ordinairement avec une certaine lenteur. C'est cette ressemblance dans la manière d'agir de toutes les eaux minérales qui a fait penser à quelques auteurs que la distraction, le voyage, le changement d'habitude et de régime, le séjour dans un air plus pur, etc., etc., contribuaient pour beaucoup à la guérison dans un grand nombre de cas. Il est certain qu'on ne saurait nier l'influence favorable que ces différentes circonstances peuvent exercer sur plusieurs maladies ; mais quand on voit les gens de la localité même trouver leur guérison auprès de certaines sources, alors qu'ils n'ont apporté aucun changement dans leur manière de vivre habituelle, et qu'ils ne se livrent à aucune des distractions que recherchent les étrangers et les gens riches, on est bien obligé de reconnaître que l'action curative des eaux leur est propre et est souvent indépendante de l'influence de tout changement dans la manière de vivre. C'est encore cette analogie si remarquable que présentent les eaux thermales les plus différentes, quand on les considère au point de vue de leur action thérapeutique, qui a engagé certains auteurs à les regarder comme agissant toutes de la même manière ; il n'en est pourtant pas ainsi, et en admettant que certaines maladies cèdent avec une facilité à peu près égale à l'usage d'une eau minérale quelconque, il est aussi très-clairement démontré que d'autres ne peuvent céder qu'à l'emploi de certaines d'entr'elles, et que le choix est loin d'être indifférent.

Les diverses sources qui existent dans les Pyrénées-Orientales peuvent bien convenir à toutes les maladies, mais chacune d'entr'elles semble aussi réclamer en faveur de sa spécificité.

Les eaux de La Preste, dont je vais m'occuper d'une

manière spéciale et dont l'efficacité incontestable remonte à une époque très-reculée, se recommandent pour plusieurs maladies.

J'aurai soin de faire connaître avec la plus grande attention, dans le cours de cet ouvrage, la nomenclature exacte des maladies qui doivent être soumises à l'influence curative de ces eaux, les guérisons obtenues et le nombre de maladies, par ordre de fréquence, pendant une période de 47 ans.

Les sources nombreuses d'espèce identique qui existent dans la chaîne des Pyrénées-Orientales et qui sourdent d'une même localité me paraissent avoir le même point de départ, le même réservoir central, le même laboratoire souterrain et même aussi la même température; mais l'eau minérale, dans son trajet souterrain, doit nécessairement se charger de nouveaux principes et revêtir des propriétés nouvelles. Saturée de sels, d'oxides ou de pyrites, et entraînant avec elle l'air qu'elle rencontre dans son cours, lui enlevant son oxigène et isolant de cet air l'azote qu'elle charrie sans combinaison possible, cette eau peut donc changer ou modifier sa nature primitive qui, à son point de départ, était probablement identique avec celle des autres sources; mais qui a dû acquérir une propriété nouvelle dans son long parcours, par les raisons que je viens d'expliquer.

Les sources de La Preste contiennent 0°,09 cent. de sels sodiques par litre. Si l'on observe dans les sources de La Preste moitié moins de sels qu'à celles de Vinça ou Nossa et un tiers en moins qu'à celles de Molitg, elles renferment, à leur tour, le double de glairine ou barégine et les mêmes doses de silice que celles de Molitg et de Vinça.

Les eaux des sources de La Preste, prises avec une minutieuse précaution à leurs points d'émergence et conservées dans des bouteilles d'un modèle uniforme, portant une indication spéciale de cet Etablissement, devraient être expédiées dans les principales villes de France et de l'étranger. Ces eaux, ainsi conservées dans ces bouteilles hermétiquement fermées par des bouchons forcés et à l'aide de capsules qui sont employées aujourd'hui avec avantage, rendraient les plus grands services aux malades qui ne pourraient pas se rendre sur les lieux dans la belle saison, ainsi qu'à ceux qui seraient appelés à en faire usage dans la saison d'hiver.

J'insiste beaucoup sur ce mode de traitement si facile dans son exécution, et si avantageux aux malades qui pourraient y recourir. . . . .

. . . .

. . . .

TOPOGRAPHIE

DES

BAINS DE LA PRESTE.

Les bains de La Preste sont situés dans la vallée parcourue par le *Tech*, à cinquante mètres environ de cette rivière torrentueuse et à l'entrée d'une petite vallée latérale, très-retrécie, formée par le ruisseau de la *Cadena*, l'un des nombreux affluents du Tech.

L'établissement est construit sur un petit plateau élevé de 35 à 40 mètres au-dessus du niveau des eaux de la rivière; il est environné de montagnes à peu près nues, à pentes rapides, qui s'échelonnent autour de lui à l'Ouest, au Nord et à l'Est. La vallée de la Cadena, un peu plus ouverte au Midi, se termine brusquement sur la rive droite du Tech, par le rameau central de la chaîne pyrénéenne, au sommet duquel se trouve la frontière d'Espagne, que l'on traverse par le col Pragon, situé en face des bains, à 5 kilomètres environ de l'établissement.

La terrasse, qui sert de promenade aux baigneurs, est élevée de 1118 mètres au-dessus du niveau de la mer. Le Tech, dont la route suit le cours, est fort encaissé dans la vallée, qui est très-étroite et cependant assez cultivée. Les montagnes y sont à pentes très-raides, comme il arrive en général dans toutes les hautes vallées des grandes chaînes. Malheureusement elles sont en grande partie déboisées par suite du mauvais système d'exploitation des forêts. Néanmoins, et sauf cette circonstance, l'aspect général du pays n'a rien de plus sévère que ce que l'on voit partout dans les hautes montagnes; et il y a certainement exagération à comparer cet établissement à une Chartreuse, ainsi que l'a fait le docteur Anglada. Quoique placé dans un lieu fort élevé, l'hiver n'y est cependant point rigoureux; il ne se fait sentir habituellement que du 1er décembre au 1er mars. Tous les ans, quelques habitants des environs y viennent prendre les eaux dans cette saison qui, pour eux gens de travail, est une saison morte.

La neige, attendu la latitude du lieu, y tient peu; le soleil ou le vent du midi la font bientôt disparaître. Le printemps y est généralement assez mauvais; mais l'automne y est magnifique. On peut, sans craindre le froid, fréquenter les eaux de La Preste depuis le 15 mai jusqu'au 15 novembre.

En remontant la vallée du Tech, on trouve, à quelques heures de marche, la montagne de Costabona, derrière laquelle sourdent les eaux de cette rivière. Cette montagne offre à son sommet un petit plateau qui, pour les curieux, est un magnifique observatoire, d'où l'on aperçoit une partie du Roussillon et de la Catalogne, ainsi que la direction de la grande chaîne pyrénéenne dont cette montagne fait partie. Son élévation (détermination barométrique de Reboul) est de 2,500 mètres au-dessus du niveau de la mer. On peut y monter à cheval.

On trouve, dans les environs de La Preste, des stations botaniques précieuses, mises en lumière et parfaitement explorées par feu Barthélemi Xatart, connu, honoré et estimé autant que regretté de toutes les personnes qui cultivent cette science. Ce savant modeste a donné à Lapeyrouse une foule d'indications qu'il a consignées dans la Flore des Pyrénées : aussi son nom est-il cité, pour ainsi dire, à toutes les pages de cet ouvrage. Parmi les stations les plus fréquentées par les botanistes, nous citerons la *Couma del Tech*, la *Solaneta de Costabona*, las *Concas*, *Sizern*, le *Bac del Mir*, etc., etc.

Le minéralogiste trouve aussi dans les environs de La Preste une récolte assurée, qui augmente utilement les collections. Ses montagnes calcaires renferment de belles grottes dont l'exploration est un fort agréable sujet de distraction.

Il y a dans les environs de l'établissement des promenades fort agréables quoique assez fatigantes. Le chemin qui conduit à La Preste offre des sites changeants selon les contours de la vallée : il est fréquenté par les malades peu capables de fatigue. On y voit le hameau de La Forge, celui de La Preste et le moulin de Grafull. Les baigneurs moins valétudinaires et naturellement plus entreprenants font des excursions sur le plateau de Costabona, aux sources du Tech, à la tour de Mir, à l'ermitage du Coral ou en Espagne.

Si les eaux de La Preste ont été peu fréquentées jusqu'ici, cela tient aux difficultés de la route muletière actuelle.

« On a peu fait également pour les faire valoir, » selon l'expression d'Anglada, et leur crédit ne s'est » pas même élevé au niveau de leurs services ; elles » ont été plus utiles que vantées. »

L'efficacité incontestable de ces eaux et le gracieux accueil que les baigneurs y reçoivent de ses hôtes très-attentionnés sont, à mon avis, deux conditions trop avantageuses pour ne pas consacrer à la postérité la plus reculée le souvenir impérissable de tant de bienfaits répandus sur l'humanité entière. . . . .

. . . .

SOURCES DE LA PRESTE.

Propriétés Physiques et Chimiques.

Les auteurs anciens qui ont écrit sur les eaux de La Preste, Carrère, Marcé, etc., reconnaissent, dénomment et décrivent trois sources, savoir :

N° 1. La Grande Source ;

N° 2. La Source Chaude (Basse Calente) ;

N° 3. La Source des Lépreux (Bany-d'als-Mazells).

Anglada, qui en a parlé long-temps après eux, en reconnaît quatre. Il cite une source lointaine par rapport à l'établissement thermal, dont les auteurs anciens ne parlent pas, et qui est située sur la rive gauche du Tech, en remontant cette rivière. Cette source dite de la Fargasse (de la Forge), formant le n° 4 d'Anglada, a son émergence à environ 30 centimètres au-dessus des basses eaux, et se trouve couverte lors des crues de la rivière. Cette dernière circonstance et son éloignement de la maison des bains nous dispensent d'en parler plus au long. Restent donc les trois sources n°s 1, 2 et 3 d'Anglada.

Il importe d'établir la synonymie de ces sources avec celles des auteurs anciens, d'autant plus que ce savant, des plus recommandables, dont l'excellent ouvrage est et sera long-temps cité, a commis une grave erreur dans la dénomination de ces sources, erreur qui jette une grande confusion dans les appréciations qu'on en fait.

Disons d'abord que la source n° 1 d'Anglada et la source n° 1, ou *grande source* de Carrère et Marcé, sont une seule et même source, la seule que l'on emploie dans l'établissement. Mais Anglada mentionne *une petite source* qui est son n° 2, située à trois mètres environ de la grande source n° 1, ayant son émergence très-diffuse et inférieure à celle de l'autre. Les eaux de cette prétendue source filtrent entre des roches et des pierres superposées, formant les assises inférieures d'un mur mal construit; elles sont évidemment une dérivation des eaux du n° 1, et nous n'en ferons aucune autre mention, si ce n'est que les auteurs anciens n'en parlent pas.

Anglada confond sa source n° 3, qui est le n° 2 des auteurs anciens *ou Basse Calente*, avec la véritable *source des Lépreux*, qui est le n° 3 de Carrère et de Marcé, qu'il n'a pas connue, et qui est en effet cachée sous des ronces et des broussailles.

Il est résulté de cette confusion de graves erreurs dans ses appréciations, erreurs qui se sont propagées dans les écrits qui ont été publiés postérieurement aux siens.

On lit dans un ouvrage du docteur Marcé, exerçant sa profession à Prats-de-Mollo, et chargé de traiter les malades qui venaient faire usage des eaux de La Preste (dissertation en forme de lettre sur les eaux de La Preste, 12 septembre 1855) :

« Les eaux de La Preste, ainsi appelées sans doute » à cause de leur proximité avec un espèce de petit » hameau de ce nom ...., donnent trois sources » différentes :

» L'une (n° 1) sort précipitamment d'un rocher » et entre dans un bassin voûté ; l'autre (n° 2), » *à vingt pas* de la première, à côté d'un petit » ruisseau (la Cadena) *qui coule entre les deux*, » s'élève en bouillonnant de la surface de la terre et » se jette dans ce ruisseau ; la dernière enfin (n° 3), » *qui n'est qu'à six pas de la seconde*, s'écoule » à travers les décombres d'une vieille masure, qu'on » dit avoir été autrefois un bassin voûté pour laver » les lépreux, et qu'on nomme encore aujourd'hui, » en langue du pays, ***Bany-d'als-Mazells.***

» L'eau de la première source a 38° Réaumur ; » l'eau de la seconde en a 37° ; l'eau de la troisième » source est à peine chaude, surtout en été, ce qui » ne dépend que de son mélange avec l'eau froide. »

Carrère (1) dit absolument les mêmes choses.

La description plus détaillée de Marcé, qui demeurait pour ainsi dire sur les lieux et devait connaître parfaitement ces sources, est encore fort exacte aujourd'hui.

D'après tout ce qui vient d'être dit, nous distinguerons quatre sources aux bains thermaux de La Preste, savoir :

La source n° 1 *ou grande source* de tous les auteurs ;

La source n° 2 de Marcé et Carrère, *source chaude* (Basse Calente), qui est le n° 3 d'Anglada ;

La source n° 3 de Marcé et Carrère, *source des Lépreux* (Bany-d'als-Mazells), inconnue d'Anglada.

Nous y joindrons *une source jaillissante* n° 4, qui n'est apparue que depuis dix ans (an 1851). Elle est située à un mètre environ du ruisseau de la Cadena (rive gauche) et à trois mètres de la source n° 2 ou Basse Calente. Elle fait l'effet d'un jet d'eau incliné et forme une belle gerbe sortant de la roche, d'un mètre et demi environ de hauteur. Il n'y avait là, antérieurement, qu'un léger suintement d'eau thermale ; on a mal-à-propos aidé sa sortie en élargissant l'orifice.

(1) *Traité des Eaux Minérales du Roussillon*, janvier 1756.

La prétendue source de Diane dont parle M. le docteur Ferran dans sa thèse, n'est que la source n° 1 prise plus haut.

Il est probable, d'après l'inspection des lieux, que la source n° 4 et la source n° 2, sont également des dérivations de la source n° 1.

Une faille, dont la trace inclinée se montre sur la roche où le ruisseau de la Cadena fait cascade, près des sources, semble prouver cette proposition.

Les grandes sources sont placées, presque en ligne droite au pied de la roche, suivant la direction et l'inclinaison de la faille, dans l'ordre suivant, en allant de la plus haute à la plus basse; savoir : n° 1 sur la rive droite du ruisseau, n° 4, n° 2, n° 3 sur la rive gauche. La source n° 3 ou des Lépreux semble seule venir d'un autre point que les autres, eu égard à sa direction visible ou appréciable.

Le poids spécifique des eaux de La Preste est de 0,99998, celle de l'eau distillée étant 1, température atmosphérique 14° 50 centigrade (1).

On admet que la masse liquide fournie par les quatre sources réunies est d'environ 30 mètres cubes par heure.

Le gaz qu'elles dégagent, naturellement à leur griffon, est de l'azote pur, d'après l'analyse d'Anglada;

(1) Anglada, *Traité des eaux minérales des Pyrénées-Orientales*, t. 2, p. 146.

celui qu'elles donnent par un commencement d'ébullition est du gaz azote mêlé d'un peu d'oxigène.

Quant à la température des trois sources, Marcé assigne 38° Réaumur au n° 1, 37 au n° 2, et s'exprime ainsi sur la température du n° 3 :

« L'eau de la troisième est à peu près chaude,
» surtout en été, ce qui ne dépend que de son
» mélange avec de l'eau froide. »

Cette dernière indication est encore vraie aujourd'hui.

Quant aux deux autres, le chiffre sans fraction donné par cet auteur, montre suffisamment que, faute sans doute d'un instrument de précision, il n'entend donner qu'un à peu près.

Carrère est un peu plus précis, il assigne aux trois sources les températures suivantes :

N° 1, 38° 1/2 Réaumur; n° 2, 36 dito; n° 3, 25 dito.

M. Fontan, dans son ouvrage publié en 1838, rectifie ainsi qu'il suit la température donnée par Carrère pour la source n° 1 :

Observation brute.	Température corrigée.
38° 50.	35° 20.

En faisant un calcul proportionnel pour la source n° 2, nous trouvons :

Observation brute.	Température corrigée.
36°.	32° 91.

Si nous réduisons ces températures, ainsi corrigées, en degrés centigrades, nous pouvons former le tableau suivant :

SOURCES.	CARRÈRE. 1754.	ANGLADA. 1818.	FERRAN. 1850.
Grande source n° 1....	44°	44°	44° 60
Source chaude n° 2....	41° 14	43° 12	43° 80
Source des Lépreux n° 3.	Le griffon de cette source n'étant pas dégagé, et l'eau thermale se trouvant mêlée avec l'eau froide non thermale, il est inutile d'en chercher la thermalité.		
Différence de température des deux sources n° 1 et n° 2.........	2° 86	6° 88	0° 80

Nous ferons observer que la source n° 2 n'a pas de griffon bien marqué, il existe sans doute en quelque lieu de la surface de la roche, mais il n'a jamais été mis à découvert ; de sorte que l'eau thermale semble suinter de cette roche de petits filets, ce qui accélère son refroidissement. L'eau froide étant d'ailleurs très-voisine de cette source, il n'y aurait rien d'étonnant à ce qu'il s'en fût mêlé un peu à la source chaude, lorsque Carrère fit son observation.

Nous croyons qu'il convient d'accepter les chiffres d'Anglada, qui s'est servi d'un bon thermomètre de Fortin, et qui, expérimentateur exact et savant, n'a pas manqué de faire les corrections nécessaires.

La source n° 4 a une température intermédiaire entre celle du n° 1 et du n° 2.

Anglada (1) fait une observation relative à la thermalité de ces sources, qui aurait beaucoup changé depuis Carrère. Cela tient à la confusion qu'a faite Anglada entre notre source n° 2 qu'il appelle à tort *Source des Lépreux*, et la source n° 3 qui porte ce nom dans Carrère et Marcé.

L'eau des sources de La Preste est incolore, d'une limpidité remarquable et légèrement acidule qui n'est nullement désagréable au goût.

L'odeur d'œufs couvés y est moins prononcée que dans la plupart des eaux sulfureuses. Cette odeur d'acide sulfhydrique finit même par se perdre entièrement, lorsque l'eau a subi le contact de l'air pendant quelque temps.

Cette eau des sources de La Preste cuit les légumes bien mieux que l'eau ordinaire; elle sert depuis déjà fort longtemps à tous les usages de l'économie culinaire de l'établissement.

(1) *Traité des eaux minérales des Pyrénées-Orientales*, t. 2, p. 145.

DOCUMENTS

Historiques et Archéologiques

Sur les eaux de La Preste.

Il n'existe sur les eaux de La Preste aucun document historique et archéologique remontant plus haut dans le temps que l'année 1597, époque à laquelle le roi d'Aragon fit don de ce domaine à l'Université (commune) de Prats-de-Mollo ; mais l'état présent des lieux laisse voir clairement qu'à une époque assez reculée, dans le 12e ou 13e siècle, l'établissement thermal était construit sur la source n° 2. Des restes de maçonnerie en blocage (pierres ou débris noyées dans un mortier ou ciment) encore existants, près et touchant cette source, indiquent que l'établissement était là. Ce n'était probablement qu'une petite piscine voûtée, recouverte d'un toit pour préserver la voûte.

A quelle époque peut-on faire remonter cette construction? On l'ignore ; mais les maçonneries en blocage sont un genre de construction romaine, qui a été employé longtemps encore après la chûte de l'Empire Romain : on ne l'a abandonné que vers le 12e siècle. Quoi qu'il en soit, il résulte de l'état des lieux qu'il y avait, dans les temps anciens, une construction thermale sur ce point. Après les Croisades, on y a ajouté une autre petite construction, située un peu plus bas sur la pente du terrain, mais attenant au premier édifice, et placée précisément sur la source nº 3, dite *des Lépreux*, qui porte encore ce nom aujourd'hui.

N'est-il pas probable qu'après les Croisades, on aura fait en cet endroit une grande baignoire ou une petite piscine, pour l'usage des Lépreux qui revenaient de la Palestine? et comme la lèpre est une maladie réputée contagieuse, on aura utilisé, pour cet usage, la source la plus basse, afin de ne pas inquiéter les baigneurs qui fréquentaient la piscine située plus haut.

Marcé, qui écrivait en 1755, s'exprime ainsi dans le passage où il dénomme les trois sources alors connues de La Preste :

« La dernière enfin (son nº 3 et le nôtre), *qui » n'est qu'à six pas de la seconde*, s'écoule *à » travers les décombres d'une vieille masure* qu'on » dit avoir été autrefois *un bassin voûté* pour laver » les lépreux, et qu'on nomme encore aujourd'hui, » en langue du pays, Bany-d'als-Mazells. »

On lit dans Anglada (1) :

« Déjà même à cette époque, (celle où écrivait
» Carrère, 1748-1756), on ne pouvait constater que
» par des ruines l'existence d'une *voûte* ayant servi à
» abriter *une source thermale du voisinage*, qui
» conserve encore le nom de *Bain des Lépreux*,
» *Bany-d'als-Mazells*, et qui paraît avoir été pri-
» mitivement destinée *au traitement des maladies*
» *contagieuses.* »

Cette expression : *une source thermale du voisinage* qu'il n'indique pas autrement, montre clairement qu'Anglada ne l'a pas vue, parce qu'elle était alors comme aujourd'hui cachée par des ronces sur une déclive difficilement abordable. Or, les restes de voûte dont parlait Carrère existent encore aujourd'hui sur la source des Lépreux n° 3; ce sont de grosses pierres brutes placées en cintre mal construit, dans une sorte d'entaille faite dans un massif de blocage plus ancien que la voûte.

D'après l'inspection attentive des lieux, on s'aperçoit bientôt qu'à une époque reculée, après les Croisades, une terrible inondation a eu lieu sur ce point. Le ruisseau de la Cadena, qui coulait alors plus à gauche et plus haut qu'aujourd'hui, et se déchargeait près d'un gros rocher, dans un enfoncement situé au bas de la déclive où se trouve la source n° 3, s'est brusquement porté à droite de sa direction antérieure,

(1) *Traité des eaux minérales*, t. 2, p. 137.

s'est creusé un lit nouveau, en emportant les terres et dénudant les roches vives ; puis, avec son cortége de rochers mouvants, d'arbres déracinés sur les rives supérieures, très-boisées à cette époque, et sa vitesse acquise, est venu fondre sur le petit établissement construit sur les sources n° 2 et n° 3, et l'a emporté. On trouve en effet des débris considérables de ce blocage dans le lit inférieur du ruisseau, assez loin au-dessous de ces sources. L'espace compris entre les deux lits, ancien et actuel, est formé d'un attérrissement de pierres mouvantes, enfoncées pêle-mêle dans une véritable carrière de sable légèrement terreux, évidemment apportée là par une immense crue d'eau. On se sert aujourd'hui de ce sable pour bâtir. Une tranchée profonde, faite dans cet endroit, montre parfaitement les terribles effets de ce cataclysme local. C'est très-probablement alors que l'on a construit l'établissement actuel sur la source n° 1, plus élevée, et par conséquent moins exposée que les autres aux ravages d'une inondation. Cet établissement ne devait être à l'origine qu'une voûte recouverte d'un toit, sous laquelle on avait construit une piscine. Faisons remarquer que cette construction n'est plus faite en blocage, et que l'on ne retrouve aucune autre trace de ce blocage dans la partie de la vallée du Tech, voisine de La Preste, que celle dont nous avons parlé ci-dessus et que l'on voit encore autour des sources n° 2 et n° 3.

Ce qui s'est passé depuis l'époque ignorée de ce désastre échappe, faute de documents, à toute investigation. On sait seulement que la propriété des eaux thermales de La Preste appartenait alors, ainsi que beaucoup de terres environnantes, au roi d'Aragon, qui en fit don à la commune de Prats-de-Mollo, le 15 avril 1597, ainsi qu'il résulte de l'extrait suivant du registre 49, page 53, des archives de cette ville :

« Au nom de Dieu et de la glorieuse vierge Marie, » sa mère, moi, Michel Guanter, notaire, et, pour » la présente année 1597, premier consul (maire) » de ladite ville et vallée de Prats, je constate que » le 18 du mois d'avril de ladite année 1597, le » procureur royal dans cette ville donne à l'université » (commune) de cette même ville, en sa qualité de » notaire syndic de ladite université dans l'année sus- » dite, la maison et l'eau des bains, et, en outre, » un terrain suffisant pour y semer une quartière » de seigle (environ quatre double décalitres), atte- » nant à ladite maison des bains de La Preste, terri- » toire de Prats-de-Mollo. Il y aura à payer trois » sols de cours chaque année au Seigneur Roi. On » a payé vingt-deux sols d'entrée en jouissance, ainsi » qu'il est dit plus au long dans ledit acte, auquel je » me réfère pour n'en pas faire une plus ample men- » tion dans la présente note. »

L'acte de donation dont il est ici question n'existe plus dans les archives de Prats-de-Mollo.

Le territoire des Bains de La Preste est loin d'être aujourd'hui ce qu'il était en 1597, soit à cause de l'aliénation de quelques morceaux de terre, faite par la commune de Prats, soit par suite d'empiétements exercés par les propriétaires voisins sur ce petit domaine. Aussi, lorsqu'il fut cédé à la Caisse d'Amortissement (loi du 20 mars 1813) et vendu, le 2 août de la même année, aux enchères publiques, il ne restait plus qu'une usine appelée les Bains de La Preste « *consistant en une maison et quelques petits morceaux de terre attenants, de très-peu de conséquence.* » L'adjudicataire, pendant une gestion de 47 ans, a dû racheter quelques terrains pour créer un petit territoire nécessaire à l'exploitation et pour dégager la maison.

On lit dans Anglada (1) : « Il n'y eut là, pendant
» fort long-temps, pour utiliser les sources thermales,
» que la nature y a fait surgir, qu'une simple masure
» destinée au gardien des eaux et un bassin recouvert
» d'une voûte où se réunissaient les malades. Ceux-ci
» étaient réduits à se loger à La Preste, dans les
» métairies du voisinage, ou même à Prats-de-Mollo,
» pour ne se montrer sur les lieux qu'à l'heure du
» bain commun ». Et plus loin (2) : « Ces thermes
» n'étaient encore, en 1776 ...., qu'un

(1) Liv. cit. tom. 2, page 126.
(2) Liv. cit. tom. 2, page 138.

» simple bassin carré, d'environ 25 pieds de côté,
» présentant trois marches dans son contour intérieur,
» couvert par une voûte, et n'offrant guère aux
» baigneurs que ce triste abri. Une masure était
» attenante, dont la misère ou la plus impérieuse
» nécessité pouvaient seules s'accommoder ....
» Ce pitoyable état de choses fixa l'attention de
» M. Raymond de Saint-Sauveur, intendant de la
» province, et ce digne magistrat .... fit élever,
» des deniers publics, tout à côté de ces thermes,
» l'édifice destiné au logement des malades. »

Depuis 1813, époque à laquelle cet établissement est devenu une propriété privée, d'importantes améliorations ont successivement été faites par le propriétaire dans la maison pour le logement des baigneurs ; la piscine a été remplacée par huit baignoires en marbre d'Italie, et plusieurs douches ont été établies dans cette petite salle de bains. Sous la Restauration, le chemin qui conduit de Prats-de-Mollo à La Preste dans l'établissement des bains a été élargi et rendu plus facile par les soins et la bienveillance de MM. les Préfets de Villiers-du-Terrage, Ferdinand de Villeneuve et d'Auberjon.

Des travaux, actuellement en cours d'exécution, sont entrepris pour édifier une petite salle de bains avec buvette. Cette salle contiendra quatre baignoires en marbre blanc. Un petit local a été ménagé dans la nouvelle construction pour l'établissement d'une grande douche à plusieurs fins. Cette douche aura une puissance de 4 mètres 50 centimètres de pression. Un autre petit local pourra plus tard être approprié comme salle d'inhalation. Enfin, pour éviter une perte notable d'eau thermale, fournie par la source n° 1, un nouveau captage de cette source étant devenu nécessaire, cette opération aura lieu très-incessamment.

Des subventions, généreusement accordées par l'Etat, ont permis au propriétaire de La Preste d'entreprendre ces travaux dispendieux.

Ces travaux importants, qui sont surveillés par le propriétaire actuel, doué d'une si rare intelligence, sont appelés à répandre sur ce bel établissement un plus grand crédit.

A toutes ces conditions si avantageuses au succès de cet établissement thermal, une seule se laissait désirer. Je veux parler d'une route carrossable pour les malades qui se rendent aux eaux de La Preste. Je me hâte d'ajouter que cette route, attendue avec tant d'impatience et sollicitée avec tant de dévouement, vient enfin d'être accordée.

L'Empereur, dans sa bienveillante sollicitude pour tous les intérêts de la France, touché des services que les eaux de La Preste étaient appelées à rendre à l'humanité, a voulu que l'accès à l'Etablissement fût rendu facile. Sa Majesté a décidé la continuation de la route impériale n° 115, d'Arles à Prats-de-Mollo, avec embranchement sur La Preste.

Grâce à cette large artère qui doit bientôt s'ouvrir, les voitures pourront amener les malades à l'endroit où ils devront trouver le soulagement à leurs maux.

Le canton de Prats-de-Mollo, si pauvre, jusqu'ici, de moyens de communication, trouvera aussi, dans cette nouvelle route, un nouvel élément de prospérité. Les habitants l'ont bien compris : aussi, ont-ils voué au Chef de l'Etat une profonde reconnaissance !

. . . .

. . . .

PARTIE MÉDICALE.

M. Coste, professeur en médecine et anatomie dans l'Université de Perpignan, si recommandable par l'étendue de ses lumières et la grande réputation qu'il s'était acquise dans toutes les écoles et dans les pénultièmes guerres d'Italie, fut le premier, à son retour de l'armée, en 1734, à faire l'analyse des eaux de La Preste, à les mettre en usage et à les accréditer. Il fut tellement frappé de l'efficacité de ces eaux qu'il recommanda leur usage aux prescriptions des médecins de l'école de Perpignan et communiqua ses propres observations à MM. Marcé et Carrère. C'est donc à lui que revient toute la gloire des premières recherches scientifiques que nous connaissions sur ces eaux.

Déjà, à cette époque, les eaux de La Preste avaient bien, depuis plusieurs siècles, la réputation de guérir les maladies de poitrine; mais M. Coste désigna comme très-favorables à l'action thérapeutique de ces eaux les crachements et vomissements de sang, la phthisie commençante, les suppurations internes et externes, les dérangements de l'estomac, les coliques intestinales, néphrétiques et hystériques, les rhumatismes, la goutte, les ankiloses et les maladies de la peau. Cette nouvelle nomenclature ajoutée à son ancienne réputation augmenta considérablement le nombre de baigneurs à La Preste ; elle fut pour la science d'une précieuse considération et pour l'humanité d'un très-grand bienfait.

Il appartenait encore à M. Coste d'apporter aux eaux de La Preste un crédit nouveau, une réputation immense qui se répandit immédiatement, et dont l'impression fut si profonde que le bienfait d'une si utile découverte a procuré à ce célèbre médecin l'immortelle reconnaissance de tous les peuples.

Ce furent les deux expériences suivantes, à la suite de plusieurs observations médicales déjà acquises, que l'opinion de M. Coste fut répandue dans le domaine public. Il monta donc pour la seconde fois à La Preste, en 1738, pour y faire des expériences sur les pierres de la vessie. Il en apporte deux, l'une du poids de cinq onces, d'une surface unie et polie, de couleur de marbre blanc, qui avait été tirée du corps d'un jeune homme nommé Cruzet, commis au bureau des Lettres, à Perpignan. Cette pierre fut placée dans un vase en terre, où tombait à très-peu de distance un petit filet des eaux de La Preste : cette pierre diminua d'une once dans l'espace de cinq heures, les parcelles blanches qui s'en détachèrent couvrirent tout le fond du vase. L'autre pierre, également unie, et du poids de trois onces et demie, diminua d'une demie once dans le même intervalle de temps.

Ces évènements déterminèrent M. Coste à faire prendre les eaux de La Preste aux néphrétiques et aux graveleux, et le succès le plus complet répondit à son attente.

Après avoir payé un tribut de reconnaissance à cet habile médecin, nous devons reconnaître une fois de plus que la médecine est la véritable fille de l'observation; ce sont, en effet, les rameaux épars de la science, que l'expérience vient ensuite réunir pour ajouter à l'ensemble de l'édifice médical. Ce sont les faits bien observés qui constituent la base des préceptes de l'art; ils sont toujours la vérification d'un principe, et, pour le médecin comme pour le chirurgien, le défaut de principes est une source de bévues; car il ne saurait y avoir d'axiomes vrais que ceux qui reposent sur l'expérience et l'observation.

Honneur donc au savant professeur Coste, qui préconisa si bien les faits que je viens de rapporter et qui seront pour nous, et pour tous les temps, des enseignements utiles et profitables à l'humanité !

Le temps, en effet, ce grand juge et aussi ce grand flambeau de l'expérience, est déjà venu confirmer pleinement l'espérance de M. Coste.

MM. Bordeu et Colombier ont aussi publié des observations de pratique sur l'efficacité des eaux de La Preste, ainsi que plusieurs médecins de l'école de Montpellier. Ces observations ont aussi contribué puissamment à donner à ces eaux la bonne réputation qu'elles conservent encore, et dont elles sont si dignes.

Les guérisons nombreuses que les eaux de La Preste opéraient et qui avaient été publiées par ces médecins, étaient trop remarquables pour ne pas attirer l'attention du Gouvernement et des sociétés savantes de médecine de cette epoque.

Le Gouvernement donna une mission scientifique, en 1750, à MM. les professeurs Venel et Bayen, ayant pour effet de faire connaître l'analyse exacte de toutes les eaux minérales de la France.

Le rapport de cette commission est plutôt remarquable sous le rapport des observations thérapeutiques qu'au point de vue de l'analyse chimique : MM. Venel (1) et Bayen (2), n'hésitèrent pas à déclarer que les principales eaux sulfureuses de la France et les plus recommandables étaient celles de Barèges, de Cauterets, de Bagnères-de-Luchon, de Molitg et de La Preste ; et que les deux dernières, qui se trouvaient en Roussillon, l'emportaient sur toutes. Ils terminaient leur rapport en désignant spécialement les eaux de La

(1) Professeur de Chimie à la Faculté de Montpellier.
(2) Professeur de Chimie à la Faculté de Paris.

Preste pour le traitement des affections de la poitrine et celles de Molitg pour celui des maladies de la peau (1). Ils constatèrent surtout le caractère sulfureux des eaux de La Preste, la présence dans ces eaux d'un mucilage gras, onctueux et très-abondant, ainsi que d'un principe volatil.

Je dois aussi faire connaître que, pendant leur mission scientifique, l'action médicatrice des eaux de La Preste avait paru occuper d'avantage les membres de la commission.

Venel, dans un ouvrage publié plus tard, en fait expressément la confidence par ces mots : « Les effets » curatifs des eaux de La Preste m'ont vivement » frappé » . . . .
. . . .
. . . .

M. Marcé, de l'école de Perpignan, médecin si modeste, si érudit et si éclairé, publia, en 1755, une dissertation sous forme épistolaire, concernant les eaux de La Preste. Après avoir donné la description de leurs qualités sensibles, M. Marcé passe à leur analyse par les réactifs et l'évaporation ; il en conclut qu'on n'y trouve ni sel, ni vitriol, mais qu'elles contiennent un soufre extrêmement divisé et une matière éthérée ou un air très-élastique. Il présente

(1) Venel, t. 1, p. 180.

ces eaux comme résolutives, sédatives, vulnéraires et comme efficaces, intérieurement, dans les catarrhes négligés, l'asthme sec et humide, la phthisie qui n'est point à son dernier période, les autres suppurations internes, les coliques stomacales, intestinales, néphrétiques et hystériques, les affections graveleuses des reins et de la vessie, et, extérieurement, dans les paralysies, la goutte, les rhumatismes, les raideurs des tendons, les ankiloses, les maladies de la peau, les ulcères externes, les fluxions aux yeux, aux oreilles, etc., etc. Il y a joint 24 observations de pratique sur les effets de ces eaux dans les maladies, dont quelques-unes de ces observations lui sont propres, les autres lui ont été communiquées par M. Coste et par d'autres médecins.

Je crois devoir exposer quelques considérations sur certaines de ces observations pratiques :

La 3e observation est appliquée à un malade atteint d'une affection du poumon au 3e degré, compliquée par une fièvre hectique, une diarrhée, des sueurs nocturnes et un état de marasme, qui vint consulter le docteur Marcé, dans le mois de septembre 1747. Ne pouvant le faire aller à La Preste à cause de la gravité de la maladie et surtout de son état de faiblesse, ce médecin envoya chercher de l'eau thermale à l'établissement, dans des bouteilles bien bouchées, et soumit son malade à l'usage de cette eau. Dans quinze jours, le ventre se resserra, l'expectoration, quoique toujours purulente, devint plus facile, le malade recouvrit ses forces et passa deux mois assez tranquilles ; mais ayant commis des écarts de régime très-regrettables, les symptômes de très-grande gravité reparurent, et, malgré les efforts et les secours de la science, ce malade mourut dans le courant de juillet suivant.

Les 4e et 5e observations appartiennent à M. Coste. La 4e concerne un gentilhomme de Perpignan, réduit au marasme et atteint d'une fièvre lente et de crachats purulents. Après un traitement sérieux de 15 jours à La Preste, ce gentilhomme fut complètement guéri et revint chez lui plus gros et plus gras qu'il n'était avant sa maladie. La 5e s'applique à un bourgeois de Trullas, M. Durand, qui revint aussi entièrement guéri de La Preste, après un traitement exact de 15 jours, appliqué à une fièvre lente avec crachats sanieux et difficulté de respirer.

La 6e observation concerne un Cordelier de la communauté de Gironne, âgé de 60 ans, et atteint depuis plusieurs années d'un asthme humide qui le tourmentait beaucoup et pour lequel il vint à La Preste, sur la fin du printemps de 1748. Un traitement de 15 jours suffit pour permettre à ce Cordelier de s'en retourner à la ville à pied, sans sentir la moindre oppression.

La 8e observation parle d'un prêtre, de 55 ans, atteint de pissement de sang, de coliques néphrétiques et de pesanteur dans la vessie. Ce prêtre fut parfaitement guéri après un traitement de 15 jours à La Preste.

La 10e observation est appliquée à une demoiselle d'Arles, en Vallespir, sujette à une colique qu'on disait être hystérique, et qui, par la fréquence de ses retours, la faisait cruellement souffrir. Un traitement à La Preste dont la durée n'est pas indiquée, mais qui, après 8 jours de l'usage des eaux, fit rendre à cette malade des sables rouges et un petit gravier.

La 14e observation relate un colporteur Gascon, retenu au lit depuis 45 jours par un rhumatisme général et qui fut porté à La Preste sur un brancard, au mois de janvier 1745. Il fut parfaitement guéri après un traitement de courte durée.

Les dernières observations mentionnent des dartres, des ulcères externes, une plaie d'arme à feu, deux cas de surdité et trois de fluxions opiniâtres aux yeux, qui ont été guéris par l'usage des eaux de La Preste.

M. Marcé parle enfin d'une goutte dont son père était atteint depuis plus de vingt ans et qui fut complètement guéri en allant tous les ans à La Preste y faire usage des eaux. Cette goutte si opiniâtre a demandé dix jours de traitement pendant 15 années consécutives.

Ces observations, recueillies par des esprits éclairés et très-judicieux, ne doivent pas être perdues de vue par les médecins de notre époque; elles doivent donc nous rappeler que les eaux de La Preste nous offrent un remède puissant et universellement accrédité pour le soulagement des diverses maladies auxquelles ces eaux sont appliquées..........................

....

....

M. Bonafos, doyen de l'école de médecine de Perpignan, dans un rapport sur les eaux de La Preste, en Roussillon, en date du 11 décembre 1777, inséré dans les *Mémoires de la Société Royale de Médecine*, tome 1, page 387, reconnaît que ces eaux de La Preste contiennent un soufre très-divisé et très-volatil et leur attribue une propriété thérapeutique manifeste et les recommande dans le catarrhe et dans toutes sortes de rhumes négligés, dans l'asthme; ces eaux ont fait souvent des prodiges, dit-il, à la suite des crachements de sang, dans la disposition à la phthisie pulmonaire et même dans le commencement de cette maladie; elles sont fort utiles dans les suppurations internes et externes, dans les dérangements de l'estomac et dans l'engorgement des viscères, dans les coliques néphrétiques, intestinales et hystériques, dans la goutte, les rhumatismes, les paralysies et les ankiloses, dans les différentes maladies de la peau, dans les ulcères et dans les fluxions aux yeux et aux oreilles.

Ce médecin, à l'appui de sa nomenclature, rapporte

dix observations de pratique de guérison de plusieurs maladies opérées par les eaux de La Preste, telles que deux cas de phthisie pulmonaire, trois cas d'ulcères à la matrice, un ulcère fistuleux avec carie, une ankilose, un crachement de sang et deux affections graveleuses.

M. Bonafos ajoute qu'il lui serait très-difficile d'énumérer tous les cas qui pourraient être guéris par l'usage des eaux de La Preste, tant leur efficacité est grande et incontestable. Il reconnaît à ces eaux les mêmes principes analytiques qu'à celles de Barèges, de Cauterets et de Bagnères-de-Luchon; mais il témoigne d'une grande supériorité en faveur des eaux de La Preste avec MM. Richard et Baumes, de l'école de Montpellier.................................

....

....

M. J.-B.-F. Carrère, conseiller médecin ordinaire du roi, professeur royal émérite en médecine, censeur royal, ancien inspecteur-général des eaux thermales du Roussillon, etc., etc., dans son catalogue raisonné des ouvrages qui ont été publiés sur les eaux minérales en général et sur celles de la France en particulier, année 1785, mentionne avec faveur une thèse très-remarquable soutenue, sous sa présidence, en 1748, dans les écoles de Perpignan, par M. Sauveur Masvesi, et intitulée :

An veræ phthysi pulmonari ultimum gradum nondùm assecutæ, aquæ Prestenses, vulgò de La Preste? et dans laquelle deux parties s'y montrent très-distinctes.

La première partie de cette dissertation académique contient, en effet, douze paragraphes, dont les dix premiers font connaître la description, la nature, les causes, les symptômes et le traitement de la phthisie pulmonaire, et les deux derniers sont relatifs à l'usage des eaux de La Preste dans cette maladie.

Ces eaux y sont présentées comme contenant un esprit volatil, des parties sulfureuses très-déliées et des molécules savonneuses balsamiques; elles y sont aussi considérées comme très-efficaces dans les phthisies commençantes et dans les affections graveleuses des reins et de la vessie. Enfin, dans les deux derniers paragraphes, l'auteur de cette belle dissertation vante l'action thérapeutique des eaux de La Preste, qu'il compare d'ailleurs, par l'analyse, à celles de Barèges, de Cauterets et aux Eaux-Bonnes, dans les affections goutteuses et rhumatismales, dans la sciatique et dans les maladies de la peau.

Ces considérations si puissantes appuyées, par un praticien autant distingué que savant, et qui représentait, dans son autorité médicale, l'opinion de toute l'école, ont dû nécessairement fortifier les principes de doctrine sur l'efficacité des eaux de La Preste.

Ce même médecin avait déjà publié, en 1756, un Traité sur les eaux minérales du Roussillon. M. Carrère reconnaissait, à cette époque, l'efficacité des eaux de La Preste ; il leur accordait la propriété de délayer la masse du sang, de corriger son acrimonie, d'inciser les liqueurs épaisses, de relâcher les solides trop tendus, de réparer le vice des sucs digestifs et de faciliter l'expectoration ; il appelait alors ces eaux de La Preste, détersives, balsamiques et vulnéraires. Il les recommandait expressément dans les suppurations soit internes, soit externes, dans la phthisie pulmonaire commençante, l'asthme sec et humide, les néphrétiques graveleuses, quelques vices de l'estomac et les maladies de la peau. Il ajoute un grand nombre d'observations pratiques sur les bons effets des eaux de La Preste dans les ulcères internes et externes, principalement dans ceux de la matrice et de la vessie; il conseille enfin, l'usage de ces eaux aux constitutions débilitées à la suite de maladies graves, ou bien à la suite des excès volontaires.

Il résulte donc, d'une manière évidente, que dans les nombreuses observations recueillies par le savant Carrère, sur toutes les eaux minérales du Roussillon, celles de La Preste ont toujours été signalées de préférence. Ce professeur les a toujours préconisées soit à cause de leur chaleur modérée, soit à cause des substances qu'elles contiennent, soit enfin, à cause des effets si prodigieux qu'elles produisent.

Il est vraiment très-certain que M. Carrère rapporte des guérisons merveilleuses obtenues par les eaux de La Preste.

Toutes ces observations de saine pratique, publiées par des médecins aussi habiles, conservèrent bien précieusement la réputation de ces eaux pendant longtemps encore : aussi les malades atteints des affections que j'ai énumérées continuèrent-ils à en recueillir les bons effets.

Les propriétés lithontriptiques des eaux de La Preste, déjà si reconnues par les expériences du docteur Coste, en 1738, furent l'objet de nouvelles recherches au commencement du 19e siècle, et ces recherches, répétées à plusieurs reprises, donnèrent des résultats absolument semblables. Depuis ce moment, les affections graveleuses des reins et de la vessie et l'ensemble des maladies des organes génito-urinaires prirent la première place dans l'ordre des maladies envoyées aux eaux de la Preste.

Le caractère spécial et l'énergie bien déterminée de l'action médicatrice des eaux de La Preste pour ces maladies formaient alors l'opinion médicale, lorsque les travaux analytiques de M. Anglada, professeur de médecine à la Faculté de Montpellier, sur les eaux minérales du département des Pyrénées-Orientales, semblèrent l'accréditer encore. Ce savant professeur fut appelé à ces recherches analytiques sur le vœu émis par le Conseil général, en 1818. Le département, riche en eaux minérales et en établissements thermaux, pria ce professeur de faire un travail sur l'ensemble de ces eaux minérales. L'analyse que ce médecin éminent nous a laissée sur ces eaux est vraiment remarquable, et malgré les immenses progrès de la chimie, je n'hésite pas à déclarer qu'elle laisse bien peu à désirer aujourd'hui. Les travaux de M. Anglada, sur les propriétés physiques et chimiques de toutes les eaux des Pyrénées-Orientales, ne sont pas seulement intéressants au point de vue de l'analyse chimique qu'il a laissée et des découvertes qu'il a faites, ils le sont bien plus encore, à mon avis, par les aperçus synthétiques qu'il a déduits de leur étude générale. Sous ce double intérêt, ce savant professeur a rendu un grand service à la science.

M. Anglada a été habilement secondé par M. Bouis Dominique, pharmacien très-distingué de Perpignan, qui lui fut adjoint par l'administration départementale, sur le vœu du Conseil général, et dont la coopération, d'après le dire de ce professeur, lui a été aussi utile qu'affectueuse.

MM. Anglada (1), Bordeu (2) et les observations de Hôme, de Mascagni, de M. Robiquet et de tant d'autres, sur la grande efficacité des bi-carbonates alcalins dans les cas de gravelle, constatent les bons

(1) *Traité des Eaux Minérales et des établissements thermaux des Pyrénées-Orientales*, 1833.

(2) *OEuvres complètes*, pag. 904. — Obs. 149.

effets des eaux alcalino-sulfureuses de La Preste dans le traitement de certaines affections ou maladies des voies urinaires, et assurent que l'efficacité de ces eaux est attestée par des observations aussi familières qu'amusantes, à tel point qu'on serait tenté de leur attribuer une sorte de spécificité d'organe, dirigeant plus particulièrement l'impression sur ceux de cette région.

Au nombre des maladies de ce genre, qui sont accessibles manifestement à cette influence curative ou palliative, sans préjudice cependant des autres maladies auxquelles l'usage des eaux de La Preste pourrait convenir, figurent les catarrhes chroniques de la vessie, les inflammations lentes des organes urinaires avec suppuration, les attaques de gravelle et ces diathèses lithiques qui, variables par la nature de leurs produits, donnent lieu à la formation des sédiments urinaires, des graviers et même des calculs. M. Anglada, à l'appui de son opinion, cite quatre observations de maladies des voies urinaires guéries aux eaux de La Preste (1).

La première, 37e de son livre, concerne une dame de St.-Paul-de-Fenouilhèdes, sujette à une rétention d'urine très-douloureuse qui avait fortement compromis sa santé, et chez laquelle les urines fort glaireuses, entraînaient des sédiments sablonneux très-abondants.

(1) Anglada. t. 2, p. 486, 487, 488. Obs. 37, 38, 39 et 40.

Cette dame fut envoyée aux eaux de La Preste, en 1816; un traitement de 15 jours lui procura une amélioration très-prononcée et la guérison fut accomplie l'année suivante.

La seconde, 38e de son livre, fort remarquable, appartient à M. G..., de Boule, âgé de 50 ans; ce malade sujet à la gravelle avait fait usage, à diverses reprises, des eaux de La Preste avec beaucoup de soulagement. Il reparut à ces eaux, en 1814, et y suivait fort exactement un traitement très-énergique depuis plusieurs jours, lorsque, le 7e jour, ce malade éprouva au périnée une violente pesanteur qui ne lui permit de marcher que le corps courbé et les mains appuyées sur les genoux. Dès ce moment, les urines ne coulèrent que goutte à goutte, et les plus grands désordres et mouvements convulsifs accompagnèrent une douleur très-vive, qui se déclara dans le canal de l'urèthre avec un sentiment de constriction insupportable. Le 9e jour, à sa sortie des bains, le malade éprouva une douleur très-violente le long du canal de l'urèthre avec une envie irrésistible d'uriner et expulsa un gravier d'environ 2 centimètres de longueur; quelques autres, de formes variées, continuèrent de sortir les jours suivants, et cette attaque de néphrite calculeuse se dissipa de la manière la plus satisfaisante.

La troisième observation, 39e de son livre, relate M. D...., de Perpignan, âgé de 40 ans, et d'une constitution robuste, qui se rendit aux eaux de La

Preste, en 1816, pour une colique néphrétique qui avait pris naissance à la suite de plusieurs blennorhagies traitées d'une manière empirique. L'usage de ces eaux en boisson, en bains et en douches pendant vingt jours, suffit pour guérir complètement cette colique néphrétique et pour débarrasser les urines, qui coulaient goutte à goutte, des mucosités, des glaires et des matières sablonneuses.

La quatrième observation, 41e de son livre, nous fait connaître qu'un habitant de Collioure, âgé de 50 ans, était en proie, depuis longtemps, à de fréquentes coliques néphrétiques qui le mettaient dans un état déplorable, et pour lesquelles il monta à La Preste, en 1816. Après quelques jours de l'usage de ces eaux, des douleurs néphrétiques plus fortes se réveillèrent et des phénomènes sympathiques, des nausées, des tiraillements de diaphragme vinrent compliquer cet état déjà si douloureux. Enfin, l'expulsion des graviers en abondance vinrent apporter un soulagement complet au malade, qui quitta La Preste, après 25 jours de traitement, parfaitement guéri. Des faits aussi décisifs et qui se renouvellent tous les jours ne permettent donc nullement de douter de l'heureuse efficacité des eaux de La Preste dans le traitement de la gravelle et autres affections calculeuses du système urinaire.

Les observateurs les plus exacts ont reconnu dans les carbonates alcalins une grande puissance sédative des douleurs néphrétiques. Le célèbre médecin Prout (1), recommandant les eaux alcalino-sulfureuses de La Preste contre les affections graveleuses, ajoute que ces eaux ont souvent fait cesser en quelques heures les coliques néphrétiques les plus intenses.

M. Anglada prétend que, généralement parlant, la diathèse urique est la plus répandue chez les graveleux qui viennent recourir aux eaux alcalino-sulfureuses ; les graviers produits ou les petits calculs excrétés sont pour la plupart d'une teinte jaune-rougeâtre et formés d'acide urique. Ils ne contiennent que de petites quantités de matière secondaire : l'analyse de quelques-uns de ces produits, exécutée par M. Bouis (2), établit nettement ces résultats pour les eaux de La Preste.

M. Anglada dit aussi que quelque fois on voit des sédiments urinaires de couleur blanchâtre qui n'offrent que du phosphate de chaux ou du phosphate ammoniaco-magnésien.

Je dois faire remarquer, de mon côté, que les différences qui existent dans les diathèses lithiques sont susceptibles d'indications particulières : ainsi, les effets sédatifs des eaux alcalino-sulfureuses de La Preste, dont M. Anglada et autres médecins ont parlé, doivent

(1) Prout, *Traité de la gravelle, du calcul vésical*, etc., page 195.

(2) Bouis, *Journal de chimie médicale*, tome 3, p. 326.

être distingués de l'effet excitant et diurétique ; car les moyens diurétiques ordinaires pourraient se montrer nuisibles dans une foule de cas où l'utilité des eaux minérales est incontestable.

En admettant donc que les eaux de La Preste encouragent bien mieux que celles de Barèges, de Cauterets, des Eaux-Bonnes, de Bagnères-de-Luchon et des autres eaux sulfureuses des Pyrénées-Orientales, l'excrétion des calculs, il peut arriver néanmoins qu'elles soulagent moins dans quelques cas : aussi faut-il en déduire, *à l'instar de Baillon*, que le bon effet des eaux alcalino-sulfureuses de La Preste doit être conçu tout autrement que comme un effet diurétique ordinaire. Il doit être considéré comme agissant sur l'ensemble de la constitution lithique.

A cette remarque, j'en ferai succéder une autre très-importante de Bordeu, relative à la diathèse lithique. Ce grand médecin a vu plusieurs malades qui en étaient atteints, rendre, tous les matins, avec leurs crachats, pendant l'usage des eaux, une grande quantité de ces matières calculeuses (1). De semblables observations ont eu lieu à La Preste, et dans l'espace de 47 ans, six cas y ont été très-bien constatés. Quatre baigneurs, dont une dame espagnole, un prêtre de la Cerdagne et deux étrangers au département, ont rendu, chacun, un calcul par la bouche ;

(1) *Œuvres complètes* de Bordeu.

un cinquième baigneur, qui occupe une position considérable dans le monde, en a rendu deux par la bouche, dans un intervalle de quatre ans l'un de l'autre. Le premier produit a été soumis à l'analyse de M. Pelouze et a donné du phosphate de chaux pur pour résultat. M. le docteur Civiale, dans son ouvrage, cite également une observation d'un malade qui rendit un calcul par la bouche, pendant l'usage des eaux.

Tous ces faits prouvent évidemment que les eaux alcalino-sulfureuses, et principalement celles de La Preste, ont pour effet d'agir directement sur l'ensemble de la constitution lithique et de soulager les organes urinaires. M. Anglada reconnaît aussi l'efficacité des eaux de La Preste dans les affections goutteuses rhumatismales ; il cite, à l'appui de son opinion, deux observations :

La première observation, 44ᵉ de son livre, est relative à un bailli d'Olot (Catalogne), atteint d'une goutte articulaire qui avait développé des nodosités tophoïdes aux articulations des doigts, et qui obtint la résolution des nodosités et le jeu des articulations des doigts par l'usage des eaux de La Preste, pendant un mois, en boisson, en bains et en douches.

La seconde observation, 45ᵉ de son livre, mentionne un habitant de Mataro (Catalogne), perclus de tous ses membres, par suite de nodosités arthritiques occupant les articulations des doigts, des coudes et des genoux, qui fut transporté à La Preste, en 1812, et qui, au bout de 45 jours de l'usage de ces eaux sous les trois formes, en boisson, en bains et en douches, recouvra la faculté d'écrire. Ce malade retourna aux eaux de La Preste, en 1814, non plus en litière comme la première fois, mais à cheval, marchant à l'aide de béquilles, quoique péniblement, et offrant encore des nodosités : un traitement de deux mois amena les améliorations les plus formelles, les gonflements diminuèrent, les nodosités disparurent et les mouvements se rétablirent. Ces améliorations continuèrent et se perfectionnèrent même après son départ de La Preste, où ce malade revint, en 1816, pour sa propre satisfaction et marchant sans aucun secours (1).

Les affinités de la goutte avec la diathèse lithique ne pouvaient pas échapper aux observateurs, et celles qu'elle entretient avec le rhumatisme sont mises en évidence par la fréquence du rhumatisme goutteux. En voyant ainsi l'affection arthritique se rattacher de si près à deux affections morbides, dans le traitement desquelles les eaux de La Preste sont si indiquées, on devrait être tout naturellement porté à croire qu'elle même doit être accessible au bon effet de ces eaux. Cependant je dois ici annoncer que les affections arthritiques, soit goutteuses, soit rhumatismales, ne pourront compter sur l'efficacité des eaux de La Preste

(1) Anglada, *Traité des Eaux Minérales etc.*, tome 2, pages 493 et 494.

que tout autant que ces affections auront totalement perdu leur caractère d'acuité. Ce n'est qu'à cette condition rigoureuse et en l'absence de cette activité fluxionnaire qu'on peut recourir à l'usage des eaux de La Preste, en les employant avec la plus grande modération, dans le but d'activer les excrétions cutanées et urinaires et d'enrayer ainsi le travail arthritique.

Je dois aussi faire connaître qu'à défaut des précautions que je viens d'indiquer, on s'exposerait au risque d'aggraver sérieusement l'attaque et de favoriser ces congestions arthritiques.

Le célèbre Barthez, qui a si savamment étudié les maladies goutteuses, appuye de son autorité médicale mes observations pratiques et mes considérations sur ces maladies (1).

M. Anglada préconise les eaux de La Preste dans les scrofules, dans les débilités constitutionnelles, dans les catarrhes pulmonaires, les phthisies muqueuses ou pituiteuses, mais non tuberculeuses, dans l'hémoptysie, l'hématémèse, l'hématurie, le flux menstruel et hémorrhoïdal, dans l'aménorrhée, la leucorrhée et les ulcères de la matrice, dans les asthmes secs et humides, dans les engorgements viscéraux, dans les douleurs d'estomac, les vomissements chroniques, les dispepsies, dans les paralysies et les ankiloses et enfin dans les maladies de la peau.

(1) Barthez, *Traité des maladies goutteuses*, t. 1er, p. 72.

Ce médecin distingué accompagne de plusieurs observations de pratique, guéries par l'usage des eaux de La Preste, les maladies que je viens d'énumérer.

Quelques-unes de ces observations m'ayant démontré un intérêt pratique fort important, je dois les rapporter dans mon travail, au nombre de seize.

La première observation, 50e de son livre, parle d'une jeune fille de six ans, dont quelques parents avaient offert des maladies scrofuleuses, qui se rendit à La Preste, en 1818, et qui présentait jusqu'à dix ulcères à l'avant-bras et des tumeurs scrofuleuses sur la poitrine. Ces eaux furent administrées sous toutes les formes, et, en trois semaines, la cicatrisation des plaies et la résolution des tumeurs furent obtenues. Cette enfant a été revue plusieurs années après et nul symptôme scrofuleux n'avait reparu.

La deuxième observation, 58e de son livre, s'applique à M. de C..., de Saint-Privat, qui avait conservé une toux opiniâtre à la suite d'une pleurésie grave, et chez lequel on constatait la voix rauque et voilée, des crachats jaunâtres souvent mêlés d'une matière grise, des sueurs nocturnes et une fièvre lente. Les eaux de La Preste, prises avec précaution, en 1814, produisirent les effets les plus encourageants et amenèrent une guérison parfaite en 1815.

La troisième observation, 59e de son livre, relate un officier espagnol, d'une constitution frêle et irritable, qui se trouvait, à la suite d'une fluxion de poitrine, dans un dépérissement inquiétant. Ce malade fut envoyé aux eaux de La Preste, en 1819, par le docteur Piguillem, de Barcelone, et, après avoir fait usage de ces eaux, sous toutes les formes, mais avec les plus grandes précautions surveillées, pendant 40 jours, se trouva parfaitement bien. Il y revint l'année suivante par pure gratitude.

La quatrième observation, 61e de son livre, expose qu'un homme, né de parents que la phthisie avait moisonnés, éprouva, en 1814, un violent catarrhe et fut en proie à plusieurs rhumes consécutifs. Ce malade se rendit aux eaux de La Preste, en 1816, ayant la voix éteinte, la face décolorée, la peau sèche, la fièvre continue avec exacerbation le soir, une toux fréquente, des crachats purulents, des sueurs visqueuses, une maigreur et une faiblesse extrêmes. Ces eaux, prises, sous toutes les formes, et avec les précautions les plus minutieuses et des plus surveillées, pendant 45 jours, produisirent les effets les plus encourageants. L'usage de ces eaux, prises avec les mêmes précautions et de la même manière pendant les trois années suivantes, a procuré une guérison complète à ce malade.

La cinquième observation, 62e de son livre, est appliquée à une demoiselle de 27 ans, d'une constitution nerveuse, qui avait éprouvé, en 1815, diverses attaques d'hémoptysie qui s'étaient plusieurs fois renouvelées sans cause apparente, durant l'hiver de cette même année, et qui se rendit aux eaux de La Preste, en 1816. Cette malade, à la suite de l'usage de ces eaux, prises, sous toutes les formes, pendant 45 jours, éprouva les plus grandes améliorations ; elle y retourna les deux années suivantes pour y recueillir une guérison parfaite.

La sixième observation, 63e de son livre, expose qu'une Dame de Perpignan souffrait beaucoup d'un asthme humide, qui s'accompagnait de quintes de toux si violentes que, plus d'une fois, elles menacèrent de suffocation, et chez laquelle les eaux de La Preste ont amené un très-grand soulagement. Les années où cette Dame en faisait usage étaient remarquables par la modération des attaques et leur moindre fréquence.

La septième observation, 64e de son livre, mentionne un homme de Saint-Laurent-de-Cerdans, en proie aux attaques d'un asthme sec, qui caractérisaient une toux violente non suivie d'expectoration, une respiration stertoreuse, des affections flatulentes et des douleurs vives ressenties à l'hypocondre gauche durant les quintes de toux. Les eaux de La Preste, prises, en 1816, avec de grandes précautions surveillées, pendant 40 jours, produisirent des améliorations importantes. Ce malade assurait, longtemps après, qu'il lui suffisait d'avoir recours à l'usage des eaux de La Preste pour se maintenir longuement à l'abri des récidives.

La huitième observation, 67e de son livre, a trait à une Dame Espagnole, âgée de 38 ans, d'une faible constitution, qui avait éprouvé une hémoptysie à la suite de la suppression des menstrues et pour laquelle elle montait à La Preste, en 1817. En dix-huit jours de traitement, cette Dame vit renaître l'appétit et le sommeil, et quelques gouttes de sang se montrèrent du côté de l'utérus. Elle reparut à La Preste, en 1818; mais, dans l'intervalle, le cours des menstrues avait été régulier, quoique des crachats striés de sang aient parfois reparus. Un traitement de vingt-cinq jours suffit pour dégager complètement la poitrine et pour régulariser toutes les fonctions.

La neuvième observation, 68e de son livre, mentionne un jeune homme de 28 ans, d'une faible constitution, qui fut atteint d'hémoptysie, à la suite d'un exercice violent exécuté par un temps froid et qui avait nécessité un traitement très-énergique dont le résultat avait été négatif. Les attaques très-périodiques existaient depuis deux ans, lorsque ce malade se décida à monter à La Preste, en 1816, et après l'usage de ces eaux, prises sous toutes les formes et avec les plus grandes précautions, pendant 45 jours, des améliorations très-rassurantes furent constatées. Trois années consécutives appliquées à cette maladie grave ont procuré à ce jeune homme une guérison complète.

Ces deux observations d'hémoptysie ont cela de remarquable que le traitement thermal par les eaux de La Preste s'est montré favorable, alors même que le crachement de sang semblait offrir quelques caractères d'une hémorrhagie active.

La dixième observation, 71e de son livre, fait connaître, qu'à la suite de plusieurs maladies inflammatoires, une fièvre intermittente était venue frapper un homme de l'art. Il lui était resté des empâtements de la rate et du mésentère qui se réveillèrent après deux ans de persistance, causèrent de pénibles anxiétés et semblaient menacer de cacherie. Ce médecin fit usage des eaux de La Preste, en 1814, et leur dut bientôt le rétablissement de sa santé.

La onzième observation, 72e de son livre, traite d'un espagnol qui traînait depuis long-temps une existence maladive, au teint pâle et jaunâtre et figure bouffie, qui souffrait depuis long-temps d'un engorgement renitent du foie. Ce malade se rendit aux eaux de La Preste, en 1819, et après l'usage de ces eaux, sous toutes les formes et avec modération, pendant 40 jours, il en repartit parfaitement guéri.

La douzième observation, 78e de son livre, parle d'une jeune demoiselle espagnole, atteinte de douleurs vives à l'estomac, de perte de l'appétit, de digestion difficile, de sommeil troublé, de nausées, de vomissements, de flatulences, de cardialgie et de faiblesse profonde, qui éprouva de très-grands soulagements par l'usage des eaux de La Preste, pendant un mois, et dont la santé fut pleinement consolidée, l'année suivante.

La treizième observation, 80° de son livre, parle d'un flux menstruel interrompu chez une demoiselle de 23 ans et qui avait résisté à toutes les méthodes rationnelles employées en pareil cas. La malade était en proie à une fièvre lente, qu'accompagnaient, d'une manière inquiétante, des appétits déréglés, des digestions pénibles, une profonde tristesse et une tendance formelle vers la cathexie. L'usage des eaux de La Preste, prises avec mesure, en 1818, amendèrent de la manière la plus satisfaisante l'état de la malade et rappelèrent les règles. La malade, revenue aux mêmes bains, dans la seconde saison de la même année, y reprit toute sa santé et sa fraîcheur primitive.

La quatorzième observation, 81e de son livre, expose, qu'à la suite d'un premier accouchement, des chagrins domestiques avaient causé, chez une dame de Perpignan, âgée de 27 ans et d'un tempérament lymphatico-nerveux, une perte blanche qui, faible d'abord, acquit, par suite de diverses circonstances, une fâcheuse intensité et une complication qui intéressa le système entier. Cette dame monta à La Preste, en 1819, et après l'usage des eaux thermales, prises, sous toutes les formes et avec la plus grande modération, pendant deux mois, elle recouvra sa belle santé.

Il est bon d'ajouter que cette dame a fait, depuis lors, plusieurs enfants.

La quinzième observation, 85e de son livre, parle d'une femme d'un tempérament pléthorique, âgée de 28 ans, qui, à la suite de profonds chagrins, fut en proie à une attaque de rhumatisme très-douloureux, que suivit la paralysie du bras et de la jambe du côté gauche. Cette malade se rendit à La Preste, en 1817, et après l'usage des eaux thermales, sous toutes les formes, et continuées pendant deux mois, une amélioration très-satisfaisante fut constatée, et la guérison fut complétée l'année suivante.

Enfin, la seizième observation, 92e de son livre, parle d'un jeune espagnol de 13 ans qui avait eu le fémur gauche fracturé, et qui, après un traitement méthodique de 50 jours de durée, laissa les mouvements du genou, ceux même du pied de ce côté, comme nuls, ainsi que l'articulation du genou fortement engorgée, presque ankilosée.

Les eaux de La Preste, auxquelles cet enfant fut envoyé, en 1817, lui procurèrent un soulagement apprécié au bout de 35 jours, et une seconde saison des mêmes eaux, à l'année suivante, fut nécessaire pour compléter la guérison définitive (1).

En 1825, M. le docteur Hortet Jacques, publia une *Esquisse sur les eaux de La Preste.* Ce travail a bien son mérite comme émanant de l'esprit éclairé

(1) Anglada, *Traité des eaux minérales*, etc., tome 2, pages 496 jusqu'à 526.

d'un praticien observateur. Mais, M. Hortet était le médecin directeur de l'établissement thermal de La Preste, et dans cette dernière considération, je ne crois pas devoir aborder la moindre citation de son livre et ne le mentionner que comme un témoignage offert à la science.

. . . .

En 1850, M. le docteur P. Ferran, d'Argelès-sur-Mer, a publié une dissertation intitulée : *De l'emploi des eaux thermo-minérales de La Preste dans les maladies des voies urinaires et l'affection calculeuse.*

Ce médecin a fait preuve d'un esprit fort judicieux et très-observateur en publiant ce livre, qui renferme les principes de doctrine, fort sains et éminemment rationnels. Il est seulement à regretter que M. Ferran ait borné ses recherches et ses considérations scientifiques sur les eaux de La Preste, au seul point de vue de spécificité pour les maladies des organes génito-urinaires.

M. Ferran était bien digne de nous donner quelque chose de plus complet sur l'efficacité vraiment remarquable de ces eaux.

Il a voulu, je pense, rester dans les limites assignées à une thèse inaugurale.

Quoi qu'il en soit, je lui dois une citation très-méritée ; la lecture de sa dissertation a été pour moi très-agréable et d'un très-grand intétêt.

. . . .

. . . .

La statistique médicale de La Preste doit maintenant trouver ici sa place, et faire connaître les maladies auxquelles ces eaux ont été appliquées.

Cette statistique renferme les observations de toutes les maladies traitées à La Preste, depuis l'année 1813 jusqu'à nos jours, c'est-à-dire, depuis une période de 47 ans. Ces observations ont été très-exactement recueillies par les soins de M. le docteur Hortet et de ses descendants, et je dois à l'obligeance bien connue de cette bonne famille la communication de si précieux documents.

J'ai groupé les observations par année, et j'ai reconnu que le nombre des maladies qui avaient été traitées à La Preste, dans chaque année, a été, en moyenne de 115.

Les maladies qui sont venues, durant cette longue période de temps, recourir aux eaux de La Preste, et que je classe par appareils d'organes et par ordre de fréquence, se décomposent de la manière suivante :

Les maladies des organes génito-urinaires........ ...	52
Les maladies des voies aériennes et de poitrine........	17
La goutte, les rhumatismes et maladies articulaires....	15
Les affections de l'abdomen et des voies digestives... .	7
Les maladies de la peau...........................	6
Les paralysies de différents degrés..................	3
Sur	100

Parmi cette très-grande quantité d'observations, j'en ai trouvé cinq qui relatent une affection dont je n'ai pas encore parlé à l'occasion de l'efficacité des eaux de La Preste. Je veux parler du diabète. Je dis donc que ces cinq observations m'ont singulièrement frappé par la gravité des symptômes qu'elles présentaient et par le résultat heureux obtenu par l'usage de ces eaux.

Dans toutes les cinq observations de diabète, on avait parfaitement constaté l'élaboration considérable et l'émission fréquente d'une urine sucrée ou miellée, un appétit et une soif insatiables chez les malades, une peau âcre et sèche avec un état de consomption, enfin, tout le cortége des symptômes qui accompagnent cette rare maladie.

Quelques mots sur chacune d'elles :

La première observation s'applique à un cordelier espagnol, de Mataro, âgé de 47 ans, d'un tempérament lymphatico-sanguin et d'une bonne constitution ; la seconde, concerne un négociant de Narbonne, âgé de 42 ans, d'un tempérament lymphatique et assez bien constitué ; la troisième, parle d'un propriétaire de Chalabre, âgé de 25 ans, d'un tempérament bilioso-sanguin et d'une constitution débile; le quatrième, cite un notaire de Foix, âgé de 40 ans, d'un tempérament bilioso-nerveux et doué d'une constitution moyenne.

Ces quatre observations, après l'usage des eaux de La Preste, prises, sous toutes les formes, pendant plus de deux mois et pendant plus de deux années consécutives, retrouvèrent la guérison la plus complète.

La cinquième observation est relative à un négociant des îles Cyclades (Grèce), âgé de 46 ans, d'un tempérament bilieux et d'une constitution délicate, qui avait été adressé aux eaux de La Preste par M. le docteur Civiale, dans le mois de juin 1852, après l'avoir soumis à un traitement très-énergique de deux mois à Paris.

Ce malade, encouragé par les conseils de son habile médecin, fit usage de ces eaux, sous toutes les formes, pendant quatre mois, mais avec un repos intermédiaire de douze jours. Il quitta La Preste dans un état très-satisfaisant.

Il est très-heureux de constater les bons effets des eaux de La Preste dans le diabète, qui est considéré comme une affection très-grave et très-réfractaire aux diverses applications thérapeutiques.

. . . .

Maintenant, il ne me reste plus qu'à faire connaître les maladies auxquelles je recommande les eaux de La Preste, pour clore ces grandes considérations de médecine pratique. Ces maladies se retrouvent dans l'exposé de ces considérations elles-mêmes, et seront classées par appareils d'organes et par ordre de fréquence comme dans la statistique médicale que j'ai déjà mentionnée.

CHAPITRE PREMIER.

MALADIES DES ORGANES GÉNITO-URINAIRES.

Dans ce chapitre, je comprends la gravelle, le calcul vésical, les coliques néphrétiques et hystériques, le catarrhe et les ulcères de la vessie, l'hématurie, l'incontinence et la rétention d'urine, l'engorgement de la prostate et du col vésical, le rétrécissement du canal de l'urèthre, le priapisme, le satyriasis, les pertes séminales, l'irrégularité des menstrues, l'aménorrhée, la leucorrhée (flueurs blanches ou catarrhe vaginal), la nymphomanie, les ulcères de la matrice et les diverses affections de cet organe, la débilité générale par suite des excès dans les plaisirs vénériens ou solitaires et de la syphilis. Enfin, les prédispositions à la diathèse lithique et le diabète.................

....

L'efficacité des eaux de La Preste dans le traitement des maladies des organes génito-urinaires me paraît suffisamment reconnue par mes considérations médicales, qu'appuyent les nombreuses observations pour que je doive exposer de nouveaux faits. Il me reste seulement à parler des effets de ces eaux chez les malades atteints de gravelle et de calcul vésical, à cause de cette spécificité thérapeutique qui a été accordée à ces eaux dans le traitement de ces affections.

Ces effets doivent évidemment être différents, selon l'ancienneté de l'affection, selon qu'elle est le résultat d'une diathèse lithique, ou bien, suivant que cette affection est la conséquence d'une lésion accidentelle.

Ainsi, les malades atteints de cette dernière affection ne tarderont pas à voir descendre, pendant plusieurs jours, des sédiments muqueux, épais et très-abondants, et les petites concrétions sablonneuses rouges qui les accompagnent, continuer seules à être entraînées par les urines, pour ne disparaître que plus tard. Si, au contraire, cette affection est plus profonde et que les graviers formés dans les calices des reins se montrent plus réfractaires à l'action de ces eaux, les malades, alors, restent plusieurs jours sans rendre ce sable rouge (acide urique) qu'ils avaient pris l'habitude de voir dans leur vase de nuit. Quelques-uns s'inquiètent de cette brusque disparition et en accusent les eaux elles-mêmes. Ce temps d'arrêt, qui est regardé comme nécessaire par tous les auteurs déjà cités, et tout récemment par M. Constantin James (1), cesse après 8, 10, 12 et quelquefois 15 jours, par des coliques néphrétiques très-violentes qu'accompagnent

(1) *Excursion des eaux minérales de l'Ariége et des Pyrénées-Orientales*, 1860, page 26.

souvent une agitation générale, une soif très-vive, des vomissements et d'autres symptômes qui sont suivis de l'expulsion des calculs.

Je n'ai pas besoin d'ajouter que ces symptômes deviennent d'autant plus alarmants que ces calculs sont plus volumineux.

La sortie de ces calculs ou graviers par les urines qui reviennent limpides, procure une sorte de détente qui ramène le calme au sein de l'organisme, le bonheur et une nouvelle vitalité.

La spécificité thérapeutique des eaux de La Preste nous entraînerait seule à leur reconnaître une action absorbante, si nous n'avions pas déjà cette opinion formée par les belles expériences du savant médecin Coste, sur la diminution notable des calculs immergés directement dans ces eaux.

Les graviers des reins sont donc inondés, remués et attirés vers la vessie, puis rendus; les eaux de La Preste agissant mécaniquement par ses quantités autant que chimiquement et vitalement par la propriété de ses éléments. Il est certain que ces eaux font charrier les graviers et les petits calculs, du rein malade où ils se trouvent, dans l'urèthre étroit qui leur livre difficilement et douloureusement passage.

Ces eaux attaquent et corrodent les graviers uriques et en rendent ainsi inégale et blessante la surface de ces graviers; ces rugosités mêmes favorisent dans leurs conduits et réservoirs un plus grand développement d'énergie et de puissance dont la sortie est la conséquence.

C'est l'opinion bien formulée de M. Isidore Bourdon, dans l'ouvrage qu'il vient de publier et que je partage complètement (1).

Ou abondance des secrétions, ou volume atténué des calculs, ou puissance d'expulsion accrue, il est certain, quelle qu'en soit la cause, que les eaux de La Preste ont pour fréquent résultat de faire rendre aux graveleux qui les prennent quelques-uns de ces graviers qui les tourmentent.

Maintenant, faut-il admettre pour quelque chose, dans la spécificité thérapeutique de cette eau, le principe d'alcalinité en excès dont elle est saturée, la faiblesse et la promptitude de l'évaporation de son principe sulfureux ; ou bien convient-il mieux de rapporter les effets curatifs de cette eau à ses propres principes constituants, comme elle nous les offre à sa sortie du sein de la terre?

Je suis très-disposé à accepter cette dernière opinion. Il est, en effet, très-naturel de penser que cette eau, dans son long parcours, abandonne quelques ingrédients et en ajoute de nouveaux à sa composition. Elle peut donc changer ou modifier sa nature primi-

(1) *Hydrologie médicale : Vade-mecum des eaux minérales de l'Europe*, 1860. M. Isidore Bourdon.

tive qui, dans son origine et à son point de départ, était probablement identique avec les autres eaux sulfureuses de la chaîne des Pyrénées.

Cette élaboration, dans un si long laboratoire souterrain, peut bien communiquer à cette eau de nouvelles propriétés, et un ensemble de quantités dans les ingrédients qui la constituent à nouveau, et qui lui deviennent nécessaires pour la guérison des maladies auxquelles cette eau est appliquée.

Toujours est-il qu'il y a bien long-temps que les eaux de La Preste sont réputées pour guérir les affections des organes génito-urinaires et de toutes les autres maladies que j'ai comprises dans ce chapitre et dont j'ai fait l'énumération au commencement du chapitre parce qu'elles se trouvent liées à ce même ordre d'appareils des organes génito-urinaires.

En terminant, j'engage fermement les malades qui seront atteints de calculs à la vessie, à se faire sonder par un médecin avant de faire usage des eaux, et à se soumettre à l'effet de la lithotritie si le volume de ces calculs avait amené ce conseil dans la consultation.

Ils échapperont, à coup sûr, par ce moyen, aux désordres graves qui peuvent résulter de la présence de calculs trop volumineux dans la vessie et au dangereux inconvénient de ne pouvoir les expulser par la présence de ces eaux.

Le célèbre Colbert a trouvé la mort dans un établissement thermal, au milieu des souffrances les plus horribles.

Le Baron Fain a également succombé, dans sa demeure, à cette cruelle affection.

Ces deux malades se seraient préservés de cette mort si terrible, s'ils avaient employé le moyen que je recommande aux calculeux.

CHAPITRE II.

LES MALADIES DES VOIES AÉRIENNES ET DE POITRINE.

J'attribue à ce chapitre la phthisie laryngée, l'aphonie, l'asthme sec et humide, les rhumes négligés, le catarrhe pulmonaire, la phthisie muqueuse ou pituiteuse, mais non tuberculeuse, l'hémoptysie (crachement de sang), les diverses névroses et autres affections des organes de la poitrine. . . . .
. . . .

Les médecins de tous les temps ont toujours reconnu aux eaux de La Preste la propriété de guérir les maladies de poitrine. Ils ont présenté ces eaux comme résolutives, sédatives et vulnéraires et comme très-efficaces dans ces maladies.

Les merveilleuses guérisons, qu'attestent les magnifiques observations de pratique que j'ai produites, parlent assez d'elles-mêmes et les accréditent assez puissamment pour me dispenser d'y ajouter ma faible recommandation.

Je ne puis d'ailleurs oublier ce précieux axiome que l'école de l'Observation enseigne, à savoir, qu'en présence du langage des faits, toute recommandation contraire doit se taire et peut être considerée comme inutile ou dangereuse.

CHAPITRE III.

LA GOUTTE, LES RHUMATISMES ET LES MALADIES ARTICULAIRES.

Dans ce troisième chapitre, j'admets la goutte atonique et les divers désordres que cette maladie procure, les déformations des articulations, les nodosités qui peuvent se présenter dans toutes les articulations, les divers rhumatismes, la sciatique, le lumbago, les gonflements et tumeurs articulaires, les plaies, ulcères et fistules, soit que ces affections proviennent d'un accident de constitution scrofuleuse, ou par arme à feu, les ankiloses et les scrofules.

....

Toutes ces maladies sont venues recueillir les guérisons les plus extraordinaires aux eaux de La Preste. Elles ont été recommandées de tous les temps à l'efficacité de ces eaux, par les médecins les plus célèbres, et à la fin du siècle dernier et au commencement de celui-ci par les nombreuses observations des meilleurs praticiens sur chacune de ces maladies, et que j'ai déjà exposées dans la partie médicale de ce livre.

L'usage de ces eaux amène quelquefois un résultat si remarquable dans le gonflement articulaire goutteux avec des nodosités, que je ne puis me dispenser de le faire connaître. Ce phénomène ne se produit guère qu'à la fin d'un long traitement de première ou de seconde année :

A la sortie du bain, la peau du malade laisse transsuder, à l'aide de la pression, une matière visqueuse, épaisse, très-abondante, surtout aux jambes, qui se montre très-avantageuse et qui est suivie de la résolution de ces nodosités tophoïdes ou autres (1).

CHAPITRE IV.

LES AFFECTIONS DE L'ABDOMEN ET DES VOIES DIGESTIVES.

Je place dans ce chapitre les dérangements de l'estomac, les vomissements, l'hématémèse (vomissement de sang), les coliques intestinales, la dyspepsie, les affections gastro-intestinales chroniques, les engorgements des viscères abdominaux et du mésentère, les hémorrhoïdes, la chlorose, les tumeurs abdomi-

(1) Anglada, *Traité des eaux minérales*, etc., t. 2, p. 493.

nales internes ou externes, les fissures et les fistules à l'anus, les cachexies et débilités par suite de fièvre intermittente et les convalescences lentes.........

....

Les observations de pratique si concluantes que j'ai rapportées, ne laissent aucun doute sur l'efficacité des eaux de La Preste dans toutes ces maladies.

CHAPITRE V.

LES MALADIES DE LA PEAU.

Dans les maladies de la peau, je désigne les différentes dartres : l'impétigo, l'eczèma, l'acné, les éphélides, les syphilides, la gale invétérée, les teignes, l'éléphantiasis et la lèpre...................

....

Les eaux alcalino-sulfureuses de La Preste ne pouvaient pas refuser leur action thérapeutique à ces maladies.

Elles ont toutes fourni de nombreuses guérisons, ainsi que le constatent les observations de pratique qui appuyent mes considérations médicales.

L'éléphantiasis a toujours été observé chez les Espagnols et cette grave maladie a souvent cédé à l'action si merveilleuse de ces eaux, ainsi que le prouvent les observations cliniques de M. le docteur Hortet Jacques, médecin directeur de l'établissement thermal.

Enfin, une des sources de La Preste, qui s'écoule à travers les décombres d'une vieille masure, que Marcé, Coste et Carrère disent avoir été autrefois une piscine ou un bassin voûté pour laver les lépreux, et qu'on nomme encore aujourd'hui, en langue du pays, *Bany dels Mazells*, fournit la preuve la plus évidente de la guérison de cette affreuse maladie.

CHAPITRE VI.

LES PARALYSIES DES DIFFÉRENTS DEGRÉS.

Les paralysies qui se rattachent à une commotion nerveuse, produite par une chûte ou par un corps violent, à des affections herpétiques, rhumatismales, goutteuses, etc., se montrent généralement très-disposées à céder à l'administration régulière des eaux de La Preste.

Il en est de même des paralysies que Bordeu appelle convulsives et qu'il dit provenir de l'estomac et des intestins (1).

Mais, celles qui dépendent d'une lésion du cerveau ou de ses appendices ne peuvent pas espérer de bons effets de ces eaux.

L'hémiplégie, consécutive de l'apoplexie, peut être avantageusement traitée par les eaux de La Preste.

. . . .

(1) Bordeu, *Œuvres complètes*, tome II, page 893.

Après avoir terminé mon cadre nosologique indiqué, je trouve encore à recommander les eaux de La Preste dans les cicatrices récentes, dures et douloureuses, la rigidité des tendons et des ligaments, dans les entorses, la danse de Saint-Guy, le flageollement des jambes à la suite de la maladie de la moelle épinière et enfin dans les fluxions rebelles aux yeux et aux oreilles ....

....

Il est pour moi très-avéré qu'on voit fréquemment les maladies, dont je viens de donner la nomenclature, céder à l'usage des eaux de La Preste, de la manière la plus heureuse, même après avoir long-temps résisté aux traitements les plus rationnels des meilleurs praticiens et avoir présenté les symptômes de gravité les plus alarmants.

L'efficacité des eaux de La Preste n'est donc pas dévolue, exclusivement, aux maladies des organes génito-urinaires ; et, quoique ces eaux paraissent les affectionner et leur accorder les cures les plus merveilleuses, elles n'en restent pas moins très-utiles et très-salutaires aux maladies que je viens de désigner.

FIN.

www.ingramcontent.com/pod-product-compliance
Lightning Source LLC
Chambersburg PA
CBHW050622210326
41521CB00008B/1348
9782013763516